# BEI GRIN MACHT SICH IHR WISSEN BEZAHLT

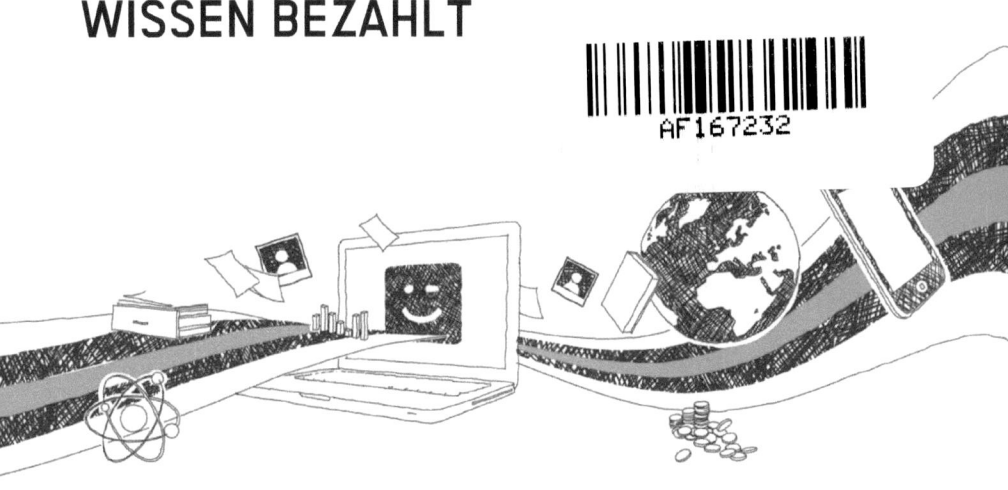
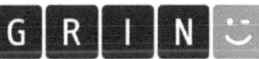

**Bibliografische Information der Deutschen Nationalbibliothek:**

Die Deutsche Bibliothek verzeichnet diese Publikation in der Deutschen National-
bibliografie; detaillierte bibliografische Daten sind im Internet über http://dnb.d-
nb.de/ abrufbar.

**Impressum:**

Copyright © 2019 GRIN Verlag
Druck und Bindung: Books on Demand GmbH, Norderstedt Germany
ISBN: 9783346059420

**Dieses Buch bei GRIN:**

https://www.grin.com/document/505850

Aline Borsoi

# Pyschologie des Gesundheitsverhaltens. Selbstwirksam-
# keitserwartung

GRIN Verlag

**GRIN - Your knowledge has value**

Der GRIN Verlag publiziert seit 1998 wissenschaftliche Arbeiten von Studenten, Hochschullehrern und anderen Akademikern als eBook und gedrucktes Buch. Die Verlagswebsite www.grin.com ist die ideale Plattform zur Veröffentlichung von Hausarbeiten, Abschlussarbeiten, wissenschaftlichen Aufsätzen, Dissertationen und Fachbüchern.

**Besuchen Sie uns im Internet:**

http://www.grin.com/

http://www.facebook.com/grincom

http://www.twitter.com/grin_com

Deutsche Hochschule für
Prävention und Gesundheitsmanagement
Hermann Neuberger Sportschule 3
66123 Saarbrücken

# Einsendeaufgabe

| | |
|---|---|
| **Fachmodul:** | Psychologie des Gesundheitsverhaltens |
| **Studiengang:** | Bachelor of Arts Gesundheitsmanagement |
| **Datum** **Präsenzphase:** | 01.04.19 – 03.04.19 |
| **Name, Vorname:** | Borsoi, Aline |
| **Studienort:** | **Saarbrücken** |
| **Semester:** | **1. Semester** |

# Inhaltsverzeichnis

1 LÖSUNG AUFGABE 1 – SELBSTWIRKSAMKEITSERWARTUNG ........... 3

1.1 Lösung Teilaufgabe 1.1 ............................................................................................. 3

1.2 Lösung Teilaufgabe 1.2 ............................................................................................. 3

1.3 Lösung Teilaufgabe 1.3 ............................................................................................. 4

2 LÖSUNG AUFGABE 2 – LITERATURRECHERCHE .......................... 6

2.1 Lösung Teilaufgabe 2.1 ............................................................................................. 6

2.2 Lösung Teilaufgabe 2.2 ............................................................................................. 6

2.3 Lösung Teilaufgabe 2.3 ............................................................................................. 7

2.4 Lösung Teilaufgabe 2.4 ............................................................................................. 8

2.5 Lösung Teilaufgabe 2.5 ............................................................................................. 9

2.6 Lösung Teilaufgabe 2.6 ........................................................................................... 10

3 LÖSUNG AUFGABE 3 ................................................................... 10

3.1 Lösung Teilaufgabe 3.1 ........................................................................................... 10

3.2 Lösung Teilaufgabe 3.2 ........................................................................................... 11

3.3 Lösung Teilaufgabe 3.3 ........................................................................................... 12

4 LITERATURVERZEICHNIS ......................................................... 13

5 ABBILDUNGS- UND TABELLENVERZEICHNIS ....................................... 16

5.1 Abbildungsverzeichnis ............................................................................................. 16

5.2 Tabellenverzeichnis ................................................................................................. 16

# 1 Lösung Aufgabe 1 – Selbstwirksamkeitserwartung

## 1.1 Lösung Teilaufgabe 1.1

Definition: Selbstwirksamkeitserwartung

Unter Selbstwirksamkeitserwartung versteht man die Einschätzung der persönlichen Fähigkeiten in Bezug auf die Bewältigung neuer oder schwieriger Anforderungssituation (Bandura, 1997). Aber auch die erfolgreiche Bewältigung dieser Situationen, dank der individuellen Kompetenzen. Somit wird die Selbstwirksamkeitserwartung auch Kompetenzerwartung genannt.

Die Selbstwirksamkeitserwartung beeinflusst dadurch die Gedanken, die Gefühle, die Motivation und die Auswahl von Situationen einer Person (Urton, 2017, 2-3).

## 1.2 Lösung Teilaufgabe 1.2

Datenerhebung zur Selbstwirksamkeitserwartung

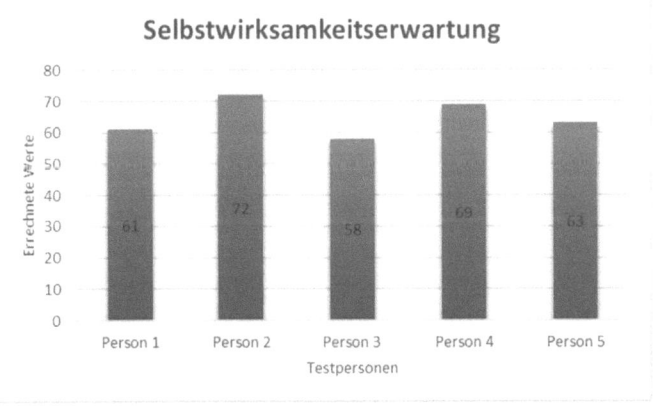

Abb. 1: Ergebnisse des Fragebogens über die Selbstwirksamkeitserwartung zur sportlichen Aktivität

In der Abb. 1 werden die Resultate des Fragebogens zur Selbstwirksamkeitserwartung zur sportlichen Aktivität in Form eines Balkendiagrams dargestellt. Der Fragebogen wird als Tabelle mit einer Skala zur Messung sportbezogener Selbstwirksamkeitserwartung präsentiert. In dieser Tabelle befinden sich 12 Items die mit Hilfe von 7- stufigen Antwortmöglichkeiten gemessen werden. Der daraus resultierende Score liegt zwischen 12 und 84. Desto höher der Wert, desto besser ist die spezifische Selbstwirsamkeit zur sportlichen Aktivität. Die gefragten Testpersonen befinden sich in einer Alterspanne von 19 (Person 4) bis 55 Jahre (Person 1), davon sind 2 weiblich (Person 1 und 2). Die individuellen Werte von Testperson 1 (61), Testperson 3 (58) und Testperson 5 (63) liegen nah zusammen. Dies heißt, dass sie eine ungefähr gleich ausgeprägte Selbstwirksamkeitserwartung im Bezug zur sportlichen Aktivität haben. Das gleiche gilt für Testperson 2 (72) und Testperson 4 (69), sie zeigen aber eine höhere Selbstwirksamkeitserwartung im Bezug zur sportlichen Aktivität als im Gegensatz zu den drei anderen Testpersonen. Dennoch erkennen wir, dass die Testperson 2 (72) die Fragen am häufigsten mit der Antwortmöglichkeit „ganz sicher" beantwortet hat und weißt somit auf eine hohe Selbstwirksamkeitserwartung. Testperson 2 (72) ist also am besten in der Lage seine persönlichen Fähigkeiten und Kompetenzen einzuschätzen und somit seine regelmäßige geplante sportliche Aktivität durchzuführen. Er kann eine gesunde Lebenssituation erfolgreich aufrechthalten.

## 1.3 Lösung Teilaufgabe 1.3

Tab. 1: Vergleich zweierlei Studien zur Selbstwirksamkeitserwartung

|  | Dohnke et al. (2006) | Schneider & Rief (2007) |
|---|---|---|
| Fragestellung (en) | Inwiefern beeinflussen positive Reha-Ergebnisse die Selbstwirksamkeitserwartung und Ergebnisserwartung? Werden Selbstwirksamkeitserwartung und Ergebnisserwartung durch körperliche Gesundheit positiv beeinflusst? | Steigt die Selbstwirksamkeitserwartung durch Schmerzbewältigung dank Therapieerfolge? Können Therapieerfolge zur Schmerzbewältigung, eine Steigerung der Selbstwirksamkeitserwartung darstellen? |
| Stichprobe | 1065 Patienten, davon 60% Frauen, Durchschnittsalter: 64.58 Jahre und Hauptdiagnose: Hüftarthrose (92%). | 319 Patienten, davon 85,1% Frauen, Durchschnittsalter: 47,9 Jahre und Hauptdiagnose: Anhaltende somatoforme Schmerzstörung. |
| Materialien/Test | Fragebogen: Alter, Geschlecht, schmerzen, Einschränkungen ADL-Funktio- | Fragebogen bei der Aufnahme und der Entlassung der Patienten. |

|  | nen, Depressivität, Behandlungsbezogene Erfahrungen, Ergebnis- und Selbstwirksamkeitserwartung und Arztangaben zum körperlichen Gesundheitszustand. Drei Messzeitpunkte: zum Reha-Begin (T1); zum Reha-Ende (T2); nach sechs Monaten (T3). | Direkte Veränderungsmessung: Der Patient beurteilt das Maß seiner Veränderung selbst. |
|---|---|---|
| Untersuchungsdesign | Längsschnittstudie: drei Messzeitpunkte (Begin (T1), Ende (T2) und nach 6 Monaten (T3)). | Feldstudie: zwei Messzeitpunkte (Aufnahme und Entlassung der Patienten). |
| Hauptergebnisse | Umso höher ist der körperliche Gesundheitszustand und die Depressivität gering, umso höher ist die Selbstwirksamkeitserwartung und die Ergenisserwartung. | Die Reduktion der schmerzbedingten und allgemeinpsychischen Beeinträchtigungen und die Verbesserung der Schmerzbewältigungsstrategie führen zu einer Steigerung der Selbstwirksamkeitserwartung. |

Die zwei untersuchten Studien befassen sich beide mit dem Zusammenhang der Selbstwirksamkeitserwartung und Therapieerfolgen. Dabei bezieht sich die Studie „Der Einfluss von Ergebnis- und Selbstwirksamkeitserwartungen auf die Ergebnisse einer Rehabilitation nach Hüftgelenkersatz" (Dohnke, Müller & Knäuper, 2006) auf eine positive Veränderung der Rehabilitations- Ergebnisse dank der Selbstwirksamkeitserwartung. Im Gegensatz zu dieser Studie bezieht sich die Studie „Selbstwirksamkeitserwartungen und Therapieerfolge bei Patienten mit anhaltender somatoformer Schmerzstörung" auf die Veränderung der Selbstwirksamkeitserwartung im Zusammenhang mit körperlichen Schmerzen und Beschwerden. Dohnke et al. (2006) benutzt in seiner Studie ca. das dreifasche an Patienten Anzahl im Gegensatz zur Schneider & Rief (2007), dennoch ist in beiden Studien die Anzahl der Weiblichen Teilnehmer stark ausgeprägt. Somit ist die Studie von Dohnke et al. (2006) aussagekräftiger als die von Schneider & Rief (2007). In beiden Studien befinden sich die Teilnehmer in Therapeutischer Behandlung und haben an einem Anfangs- und End Messzeitpunkt teilgenommen, wobei Dohnke et al. (2006) noch einen dritten Messzeitpunkt, sechs Monate nach dem Studienablauf durchgeführt hat. Dazu kommt, dass Schneider & Rief (2007) eine direkte und indirekte Veränderungsmessung mit den Patienten ausgeübt haben, während Dohnke et al. (2006) drei Fragebogen für die Patienten erstellt haben. Die zwei Studien haben verschiedene Vorgehensweisen und lassen sich nicht sehr gut vergleichen, da bei einer Studie die Selbstwirksamkeitserwartung bereits vorliegt und dadurch die Ergebnisse der Therapiebeeinflusst werden (Dohnke et al. (2006), und bei der folgenden Studie die Selbstwirksamkeitserwartung durch die Therapie beeinflusst wird (Schneider & Rief, 2007). Dennoch geben beide Studien zu verstehen das körperliche Schmerzen und das Wohlbefinden einen großen Einfluss auf die Selbstwirksamkeitserwartung hervorbringen. Somit kann man feststellen, dass desto geringer die Schmerzen und die Beschwerden sind, desto höher wird die Selbstwirksamkeitserwartung. In diesem Zusammenhang, sind Schmerzbewältigungstherapien ein großer Baustein um die Selbstwirksamkeitserwartung zu fördern (Schneider & Rief, 2007)

# 2 Lösung Aufgabe 2 – Literaturrecherche

## 2.1 Lösung Teilaufgabe 2.1

Definition des Handlungsfeld Stress
Stress ist ein englisches Wort und bedeutet Druck, Anspruch, Belastung und Beanspruchung. (Petermann, 2019, 207) Forscher definieren Stress als Stimulus (Stressor), als Antwort (biologische, emotionale, kognitive und/oder verhaltensbezogene Reaktivität) oder kognitivtransaktionaler Prozess (Semmer, und Zapf, 2017). Dabei unterscheidet man ebenfalls akuter und chronischer Stress.
Es gibt positiven Stress (Eustress), dieser hilft uns und steigert unsere Leistungsfähigkeit, und es gibt negativen Stress (Disstress), dieser überlastet unser Körpersystem und unsere Bewältigungsfähigkeit ohne, dass dabei dem Organismus die notwendige Erholung gewährt ist (Selye, 1956)

## 2.2 Lösung Teilaufgabe 2.2

Theoretische Grundlagen: Das systematische Anforderungs- Ressourcen- Modell (SAR-Modell) der Gesundheit

In diesem SAR-Modell besagt der Grundgedanke, dass der Gesundheitszustand eines Individuums davon abhängt in wie fern er ihm gelingt externe und interne Anforderungen mithilfe externer und interner Ressourcen zu bewältigen. Die externen Anforderungen beziehen sich auf die beruflichen und sozialen Aufgaben im Gegensatz zu den internen Anforderungen die sich auf die Umwelt und auf sich selbst beziehen. Somit werden die psychischen und psychologischen Erkrankungen hervorgerufen und stärker, wenn das Individuum seine Bedürfnisse nicht abdecken kann. Interne Ressourcen beziehen sich auf die psychischen und psychologischen Mittel die einer Person zur Verfügung stehen um die Bewältigung von Anforderungen im Allgemeinen als vorteilhaft zu erweisen. Dazu zählen unter anderem die Intelligenz, die Schulbildung, die Persönlichkeit und auch die körperliche Sportlichkeit. Somit ist Stress die Folge einer psychischen Belastung und eine daraus resultierende hohe psychische Beanspruchung auf die körperliche und psychische Gesundheit. Dabei muss man den akuten und den chronischen Stress unterscheiden. Es wird gesagt das chronischer Stress zur körperlichen Ungesundheit führt. Chronischer Stress wird durch hohe Anforderungen oder mangelnder Bedürfnisbefriedigung ausgelöst und verstärkt (Becker et al., 2004; Schulz, Schlotz& Becker, 2004). Dies sind zwei verschiedene Arten von chronischen Stressoren. Die chronischen Stressoren und der erlebte chronische Stress wird einerseits von objektiv vorhandenen externen Anforderungen und Ressourcen (z. B. von beruflichen oder familiären Anforderungen und Ressourcen) und andererseits von Personmerkmalen abhängen.

## 2.3 Lösung Teilaufgabe 2.3

Entstehung von Stress

Stress wird durch externe und interne Faktoren ausgelöst und wirkt sich bei jedem Menschen anders aus. Zuerst spielt das Stammhirn eine sehr wichtige Rolle in der Geschichte der Stress-Theorien seit 1932. Das Stammhirn reagiert reflexartig auf allesüberraschend neue und gibt uns die Wahl zwischen zwei Alternativen: Fliehen oder Kämpfen (Cannons). Durch einen Stressor werden alle notwendigen Organe für eine defensive Aggression (z.B. Flucht) in Bereitschaft gesetzt. Dies erfolgt über die Ausschüttung von Adrenalin, Noradrenalin und über die Sympathikuswirkung. Wenn ein Mensch sich in einem Stresszustand befindet, dann entwickeln sich Veränderungen im biologischen menschlichen System. Somit kommen wir zu der Stressreaktion, diese besteht aus drei Phasen: die

Alarmreaktion, d.h. die körperliche Reaktion auf einen Stressor, die Wiederstandsphase, d.h. Halten des Körpers auf Normalniveau durch erhöhten Wiederstand, und die Erschöpfungsphase, d.h. Zusammenbruch der Abwehr. Der Stress wird also durch verschiedene Stressoren ausgelöst. Diese führen zu einer Veränderung der physikalischen Umwelt und der psychosozialen Situation, und diese rum führen zu einer Verwundbarkeit, Wiederstand oder Disposition (Levis, 1975). Stress kann also zu Krankheiten und zur Erkrankung mit verschlechterter Lebensqualität führen (Levis, 1975).

Neben diesen Stressmodellen gibt es noch andere Theorien als Antwort für die Stressentstehung. Das Coping spielt hiermit eine wichtige Rolle für den Wiederstand und Vermeidung von Stress. Die Hauptaufgaben beziehen sich auf: Den Einfluss schädigender Umweltbedingungen und die Aussicht auf Erholung, negative Ereignisse oder Umstände tolerieren (den Organismus an sie anpassen), ein positives Selbstbild aufrechterhalten, das emotionale Gleichgewicht sichern und auf befriedigende Beziehungen mit anderen Personen einzugehen (Lazarus & Cohen, 1979). Weiterhin unterscheidet man Problembezogenes Coping, d.h. die Person befasst sich direkt mit den Bedingungen, von denen eine Schädigung, Bedrohung oder Herausforderung ausgeht, und das Emotionsbezogene Coping, d.h. das Verhalten zielt auf die Linderung der Belastungssymptome bei der Person. Somit tritt Stress auf, wenn verschiedenen externe und interne Faktoren zu hohen Anforderungen darstellen und für das Individuum schwer zu bewältigen sind.

## 2.4 Lösung Teilaufgabe 2.4

Überblick über aktuelle Daten und Zahlen

In der Umfrage „In welchen der folgenden Situationen oder Bereiche empfinden Sie Stress?" (Statista-Umfrage, Januar 2019). An dieser Umfrage nahmen 1.001 Personen ab 18 Jahre teil. Sie wurde im Jahre 2018 durchgeführt und 2019 veröffentlicht. Diese Umfrage zeigt, dass es in Deutschland zwei große Stressfaktoren gibt: die finanziellen Sorgen (37%) und die Hektik und der Stress im Alltag (36%). Somit spielt das Geld bei den Menschen eine wichtige Rolle bei der Entwickelung und der Verstärkung von Stress im alltäglichen Leben. Die Sorge genügend Geld zu haben und alle Rechnung bezahlen zu können löst definitiv immer mehr Stress bei den Menschen aus und nimmt eine viel zu wichtige Rolle im Leben. Dazu kommt natürlich auch immer mehr der Zeitmangel. Die

Gesellschaft steht jeden Tag unter Zeitdruck und somit unter Stress. Neben diesen zwei Faktoren, gibt es auch noch die familiären Sorgen (29%), die gesundheitlichen Probleme (29%) und den Arbeitsfaktor (27%) die Stressauslöser sind. Klar ist, dass Geld der größte Stressauslöser heutzutage ist.

## 2.5 Lösung Teilaufgabe 2.5

Präventions- und Interventionsprogramme zur Reduktion von Stress: Effekte des Anti-Stress-Trainings in der Grundschule und psychologische Gesundheitsförderung und Prävention im Erwachsenenalter.

Bei der Entwicklung von Stressbewältigungsprogrammen muss berücksichtigt werden, dass sich die Stressverarbeitungsstrategien in Abhängigkeit vom Alter und Geschlecht unterscheiden. Grundschulkinder setzen vermehrt problemorientierte Strategien ein (Frank, 2008; Hampel & Petermann, 2005; Spirito, Stark, Grace & Stamoulis, 1991). Dies ist vor allem darin begründet, dass die Kinder problemorientierte Strategien besser in ihrer Umwelt beobachten und nachahmen können als emotionsregulierende Strategie. Bisherige primär präventive Stressbewältigungstrainings im schulischen Setting wurden vor allem im Jugendalter durchgeführt (vgl. Hampel, 2007) und konnten Stressverarbeitungsstrategien aufbauen (z.B. Hampel, Meier & Kümmel, 2008b). Kind-zentriertes Training. Die Interventionsgruppe erhielt ein sechsstündiges kognitiv-behaviorales Stressbewältigungstraining, das AST_6 von Hampel und Petermann (2003) Das AST wurde für Kinder im Alter von acht bis 13 Jahren entwickelt und basiert auf der psychologischen Stresskonzeption von Lazarus (Lazarus & Folkman,1986). Der AST soll die aktuelle psychische Belastung der Kinder zunächst vermindern. Somit werden Phantasiereisen und Atemübungen eingesetzt. Ein wichtiger Punkt der auch den Kindern vermittelt wurde ist das Probleme einen Zusammenhang mit Lösungen haben. Der nächste Schritt bezieht sich auf den Stresskiller den sich die Kinder aussuchen müssen. Als letztes sollten sie an ihrem körperlichen und psychischen Befinden nach dem Bewältigungsverhalten überprüfen, ob sie die Belastung erfolgreich vermindern konnten. Diese Studie zeigt, dass das AST Training eine effektive Stressbewältigungsmethode bei Jugendlichen sein kann. Es ist wichtig im Jungendalter mit Stresspräventionsprogrammen anzufangen. Damit kommen wir zur nächsten Studie: „Psychologische Gesundheitsförderung und Prävention im Erwachsenenleben" (Kaluza, 2006). In dieser Studie werden verschiedene Programme erstellt die zur Stressbewältigung bei führen. Ein Beispiel dafür wäre der erfolgreiche Umgang mit der alltäglichen Belastung, das gelassen sein bei der Arbeit oder noch die Herstellung von optimistischem Stress. Die verschiedenen Lebenssituationen der Menschen zeigen deutlich, dass die Entwickelung der Programme damit einen Zusammenhang haben. Insofern ist es für eine Person die generell optimistisch ist, einfach den Stress als etwas optimistisches zu sehen als eine Person mit hohem Pessimismus.

## 2.6  Lösung Teilaufgabe 2.6

Konsequenzen für eine gesundheitsorientierte Beratung: die Achtsamkeit.

In der folgenden Studie: „Achtsamkeit zur Stressbewältigung" von Frederik Haarig, Denise Winkler, Marian Graubner, Linda Sipos und Stephan Mühlig, wird die Sitz- und Gehmeditation als Hilfsmittel für Stress angeregt. (Kabat-Zinn, 1990). Durch „reine Aufmerksamkeit" sollen Eindrücke, Gefühle oder Gedanken in einer Situation bewertungsfrei wahrgenommen werden (Kabat-Zinn, 2010). Dabei werden dysfunktionale Gedanken nicht durch Disputation und kognitive Umstrukturierung direkt verändert, sondern die negativen Bewertungen durch Praktizierung einer «gerichteten Akzeptanz» entkräftet (Grossman, 2009). In einer klinischen Studie erwiesen sich achtsamkeitsbsierte Verfahren vor allem in der Reduktion von Stress als nützlich (Hofmann, Sawyer, Witt & Oh, 2010; Khoury et al., 2013). In einer anderen Meta-Analyse zur Wirksamkeit von Meditation auf das psychische Befinden konnten Sedlmeier et al. (2012) den positiven Einfluss meditativer Haltungen auf verschiedene psychische Variablen belegen: Meditieren führte zur Reduktion subjektiv empfundener Alltagsbelastung, Erhöhung des Achtsamkeitsniveaus.

# 3  Lösung Aufgabe 3

## 3.1  Lösung Teilaufgabe 3.1

Fallbeispiel 1:
Frau Müller befindet sich aktuell in der 2. Stufe des Transtheoretischen Modells (TTM). Diese Phase stellt die Absichtsbildung dar, dass heißt frau Müller denkt bewusst Über Ihr

Verhalten nach aber ist noch nicht entschlossen dies auch umzusetzen. Dies ist die Intentions- und Zielbildungsphase, eine stabile Stufe in diesem Modell.

Das Ziel der Beratung mit Frau Müller ist, dass Sie ihrem Ziel näherkommt und ihn erarbeitet, denn somit kann Sie den Rubikon überschreiten.

Nach ihren Angaben, wäre ihr Ziel eine Umstellung auf eine regelmäßige und ausgewogene Ernährung, sowie eine sportliche Aktivität in Ihr Alltagsleben einzuführen. Wenn Sie diesen Schritt schafft, befindet sich Frau Müller somit in der 3. Stufe des Transtheoretischen Modells, die Vorbereitung. Das Ziel ist es, die Phase des Entschlusses auszuarbeiten und einen Handlungsplan zu erstellen. In dieser Phase muss man die Intentionsverhaltenslücke berücksichtigen. Diese weist auf, dass die Absicht und die Umsetzung von Herausforderungen oder Veränderungen nicht immer übereinstimmt. Somit müssen die Ziele von Frau Müller Schritt für Schritt beredet und umgesetzt werden. Ihre Ziele Müssen nicht zu groß und realistisch sei.

## 3.2 Lösung Teilaufgabe 3.2

Rolle des Beraters

Die Rolle des Beraters lässt sich in 3 Schritten erklären: Vorbereitung, Kontaktaufnahme und positive Kontaktebene.

Der Berater merkt sich den Namen und weite möglichen Informationen über den Klienten und legt ein Stift und ein Blatt bereit. Somit ist der Kunde positiv überrascht und fühlt sich ernst genommen.

Die Kontaktaufnahme ist sehr wichtig, sie gibt dem Kunden den ersten Eindruck vom Berater und somit auch des Fitnessstudios. Dafür ist eine aufrechte und freundliche Haltung wichtig. Den Kunden mit einem Händedrück und seinem Namen begrüßen. Dabei ist der Augenkontakt gewünscht. Während der Beratung sollte der Berater offene Fragestellungen bevorzugen um das Gespräch zu führen und ausreichend Informationen über den Kunden zu sammeln. Natürlich ist dabei zu beachten, dass der Kunde immer mehr sprechen sollte als der Berater.

Somit hat der Berater alle wichtigen Ebenen respektiert um eine positive Beziehungseben aufzubauen.

Ein Weiter Schritt für den Berater ist es, Frau Müller zu erklären und bewusst zu machen, dass kleine und realistische Ziele mehr Wert sind und somit auch ihrer Motivation dauerhaft Reize setzten. Somit bekommt sie keine Angst aber Hoffnung und Wille kleine Sachen in ihrem Lebensstile zu verändern. Das einsetzen dieser Verstärker wird die Motivation von Frau Müller dauerhaft halten. Ein Beispiel für ein Teilziel könnte ein regelmäßiger besuch des Fitnessstudios in einer Woche sein oder ein Kochkurs absolvieren. Ein weiterer wichtiger Punkt während und nach der Beratung ist es, den Kunden zu Loben. Der Berater sollte dies machen und er sollte auch herausfinden ob sie in ihrem Umfeld Personen hat die ihr dabei helfen könnten und sie motivieren. Dazu kommt auch die Selbstbelohnung.

### 3.3 Lösung Teilaufgabe 3.3

Der Berater hat Frau Müller freundlich empfangen und setzt sich nun mit ihr zusammen um ein Beratungsgespräch zu führen.

Berater: Wie kann ich ihnen weiterhelfen Frau Müller?

Frau Müller: Ich bin jetzt schon seit mehreren Jahren mit meiner Figur unzufrieden und möchte ein paar Kilos abnehmen.

Berater: Wie ist es den zu diesem Empfinden gekommen?

Frau Müller: Ich habe mittlerweile zwei Kinder bekommen und somit keine Zeit mehr für Sport gefunden. Die Ernährung ist auch unausgewogen geworden und mit schneller Küche verbunden.

Berater: Könnte ihr Mann Sie vielleicht bei dem Kochen unterstützen und somit auch etwas Zeit sparen?

Frau Müller: Das habe ich schon aufgegeben! Mein Mann kann nicht kochen und ihn stört diese Art von Ernährung auch nicht da er viel Sport treibt.

Berater: Vielleicht wäre ein Kochkurs für euch beide nicht schlecht? Dort kann man sehr viele einfache Gericht lernen die leicht in den Alltag umzusetzen sind und gesund sind.

Frau Müller: Stimmt, daran habe ich noch gar nicht gedacht!

Berater: Gibt es denn noch jemanden aus ihrer Familie oder ihrer Umgebung der ihnen dabei helfen kann ihr Ziel zu erreichen?

Frau Müller: Ja, meine Schwester. Sie hat ebenfalls ein Kind gekommen und möchte ihre Kilos wieder runter haben. Ich wollte sie mitbringen, leider hatte sie heute keine Zeit dafür. Aber ich habe vor mit ihr hierher zu kommen.

Berater: Das hört sich doch super an! Zu zweit macht Sport doch mehr Spaß und motivierend ist es natürlich auch! Was haben Sie den in ihrem Leben alles schon so gemeistert?

Frau Müller: Also vor drei Jahren ist leider mein Vater gestorben. Dies war eine sehr harte Zeit für mich, und hat natürlich auch meine Gewichtszunahme verschlechtert. Aber auch hier haben meine Schwester und ich uns immer unterstütz. Heute geht es mir viel besser und komme mit dieser Situation klar. Deswegen bin ich heute auch hier!

Berater: Dies ist natürlich ein sehr trauriges und schweres Geschehen aber wie ich sehe, haben sie es mit Stärke gemeistert. Dies Zeigt, dass sie viel Mut und Willen haben um Krisen und Problem zu bewältigen und zu überwinden. Aber was wird sich ihrer Meinung nach verändern, wenn sie ihr Ziel erreichen?

Frau Müller: Ich erhoffe mir eine besser Ernährungseinstellung und eine regelmäßige sportliche Aktivität einhalten zu können. Wenn mir dies gelingt, wird mein Alltagsleben zwar umstrukturiert werden aber mein Wohlbefinden wird sich auf jeden Fall verbessern. Das wichtigste ist, dass meine Kinder auch eine bessere Ernährung dadurch bekommen.

Berater: Genau, für ihre Kinder wird diese Umstellung auch positiv werden, aber sehr wichtig ist es, dass sie auch an sich denken und sich selbst belohnen, wenn sie etwas geschafft haben.

Frau Müller: Ich habe mich noch nie selbst belohnt.

Berater: Dies ist ein ganz einfacher und effektiver Schritt. Zum Beispiel, wenn sie jetzt am Anfang es schaffen zwei Wochen Konsequent ihr trainingsplan abzuisolieren, dann können sie zu Beispiel am Ende dieser zwei Wochen ein Essen im Restaurant planen.

Frau Müller: Dies ist eine hervorragende Idee, so habe ich noch nie darüber nachgedacht! Für meinen Mann wäre dies vielleicht auch eine Motivation um die Ernährung umzustellen!

Berater: Super! Haben sie den schon darüber nachgedacht wie viele Kilo sie abnehmen möchten?

Frau Müller: Ja, ich möchte so um die 10 Kilos abnehmen.

Berater: Sehr gut! Das werden wir zusammen schaffen! Natürlich werden wir langsam anfangen und Schritt für Schritt werden sie ihrem Ziel näherkommen.

Frau Müller: Ja, ich habe Zeit und möchte nichts überschreiten, so dass ich Sport und gesunde Ernährung wieder in meinen Alltag bekommen, ohne mich zu zwingen!

Berater: Genau! Sie könne sich immer kleine Ziele setzen die sie jede Woche oder jeden Monat erreichen können und sich dann belohnen. So wird ihre Motivation dauerhaft präsent sein.

Frau Müller: Ich habe mir sogar schon ein paar Sachen überlegt bräuchte dennoch Ratschläge!

Berater: Natürlich! Besprechen wir erstmal wann sie uns in der Woche besuchen könnten?

Frau Müller: Ich würde Mittwoch nachmittags und Samstag morgens kommen, da sind meistens meine Kinder bei der Großmutter.

Berater: Super! Wie viel Zeit würden sie denn immer mitbringen?

Frau Müller: Ich denke so 60 bis 90 Minuten jeweils.

Berater: Damit kann man ja einiges anfangen! Super! Dann würde ich sagen, fangen wir doch gleich mal mit dem nächsten Schritt an. Wie wäre es mit einem Termin diesen Samstag um 10 Uhr, damit ich mit ihnen einen individuellen Traningsplan erstelle? Und könnte ihre Schwester da vielleicht mitkommen?

Frau Müller: Oh, dass ist eine super Idee! Dann halten wir das so fest.

Berater: Super, und bis zu unserem nächsten Treffen, wäre es super, wenn sie sich ungefähr aufschreiben könnten was ihre Essgewohnheiten sind und was sie einkaufen. Dann besprechen wir das alles bei unserem nächsten Treffen.

Frau Müller: Werde ich machen, schließlich soll sich etwas ändern. Ich bedanke mich für dieses nette Gespräch und freue mich auf Samstag!

Berater: Hat mich sehr gefreut Frau Müller, bis Samstag.

# 4 Literaturverzeichnis

Dohnke, B. & Müller- Fahrnow, W. & Knäuper, B. (2006). Der Einfluss von Ergebnis- und Selbstwirksamkeitserwartungen auf die Ergebnisse einer Rehabilitation nach Hüftgelenkersatz. *Zeitschrift für Gesundheitspsychologie*, 14 (1), 11-20

Frederik Haarig, Denise Winkler, Marian Graubner, Linda Sipos & Stephan Mühlig (2016). Achtsamkeit zur Stressbewältigung. *Zeitschrift für Psychiatrie und Psychotherapie*, 64(3), 187–197

Gert Kaluza (2006). Psychologische Gesundheitsförderung und Prävention für Erwachsenenalter. *Zeitschrift für Gesundheitspsychologie*, 14 (4), 171–196

Laura I. Schmidt. Fabian Scheiter, Andreas B. Neubauer und Monika Sieverding (2018). Anforderungen, Entscheidungsfreiräume und Stress im Studium. *Hogrefe Verlag*, Di agnostica (2019) 65 (2), 63-74

Olaf Backhaus, Franz Petermann & Petra Hampe (2010). Effekte des Anti-Stress-Trainings in der Grundschule. Kindheit und Entwickelung, 19 (2), 119-128

Peter Becker & Lars J. Jansen (2006). Chronischer Stress, Persönlichkeit und selbstbe- richtete körperliche Gesundheit. *Zeitschrift für Gesundheitspsychologie*, 14 (3), 116-118

Schneider, J. & Rief, W. (2007). Selbstwirksamkeitserwartung und Therapieerfolge bei Patienten mit anhaltender somatoformer Schmerzstörung (ICD-10: F45.4). *Zeitschrift für Klinische Psychologie und Psychotherapie*, 36 (1), 46-56

# 5 Abbildungs- und Tabellenverzeichnis

## 5.1 Abbildungsverzeichnis

Abb. 1 Ergebnisse des Fragebogens über die Selbstwirksamkeitserfahrung zur sportlichen Aktivität.................................................................................................3

## 5.2 Tabellenverzeichnis

Tab. 1 Vergleich zweierlei Studien zur Selbstwirksamkeitserwartung.....................4

# BEI GRIN MACHT SICH IHR WISSEN BEZAHLT

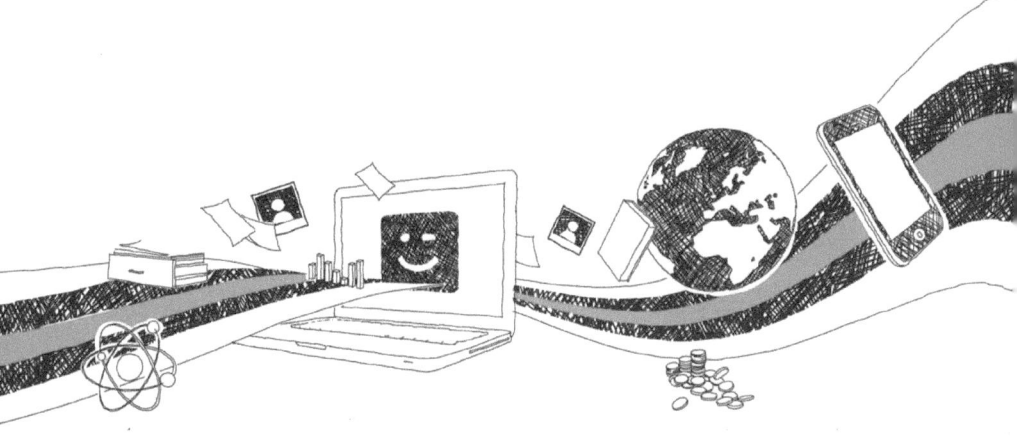

- Wir veröffentlichen Ihre Hausarbeit, Bachelor- und Masterarbeit

- Ihr eigenes eBook und Buch - weltweit in allen wichtigen Shops

- Verdienen Sie an jedem Verkauf

Jetzt bei www.GRIN.com hochladen
und kostenlos publizieren

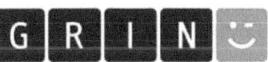